D1743494

sesión de hipnosis para dormir profundamente

Aprende el arte de la hpnosis
A través de la colección de
Las mejores sesiones de hipnosis
Para ayudar a alguien a dormir
profundamente

Melanie Johnson

sesión de hipnosis para dormir profundamente

Resumen

sesión de hipnosis para dormir profundamente

Hipnosis para el Sueño Profundo

Bienvenidos a una sesión de sueño profundo. Voy a suponer que estás acostado en la comodidad de tu propia cama o de la cama de otra persona. Por favor, cúbrase con un edredón cómodo si está frío o acuétese encima del edredón si se está calentando. Esponjo su almohada antes de empezar porque quiero que comience en la posición más cómoda posible.

Apague la luz y tomen conciencia de la música de fondo en esta sesión. ¿No es relajante? Permita que sus pensamientos fluyan con el ritmo tranquilo del sonido que escucha. A medida que se desvanece el sonido de la música sólo un poco, se agarra al sonido de mi voz. Escucha el sonido de mi voz y la música de fondo en equilibrio armonioso. Quiero que cierres los ojos. Tus ojos se sienten caídos ahora. Has tenido un largo día y tus ojos pueden sentirse pesados. Mantén los ojos cerrados y usa tu sentido del oído para seguir mis sugerencias. Sientes una confianza cada vez más profunda en mis instrucciones con cada palabra que hablo. Permita que mis sugerencias fluyan a través de su mente, trayendo más consuelo con cada momento.

Te vas a centrar en tu respiración ahora. Quiero inhalaciones y exhalaciones suaves. Mantén un ritmo constante con cada respiración que tomes. Siente que tu cuerpo se ablanda aún más con cada exhalación. Deja de pensar en lo que se te cruzó por la cabeza y vuelve a mí. Quiero que sientas una pequeña ola de culpa por permitir que tu mente vague. Ahora empieza a respirar de nuevo. Respiraciones pequeñas y poco profundas, entren y salgan suavemente. Sigue haciendo esto hasta que mantengas un ritmo uniforme. Permita que su respiración disminuya los latidos del corazón, una respiración a la vez. Tus ojos se sienten más y más somnolientos con cada latido de tu corazón. Sin embargo, algo está impidiendo que tu mente entre en tu fatiga. Tu mente se niega a cerrar y no sabes por qué. Cambia tu enfoque de nuevo a tu respiración ahora y sigue el aire a medida que fluye hacia tu cuerpo. Puedes sentir que tu cuerpo se eleva y cae a medida que inhalas y sigues el flujo de aire a medida que sale de tu cuerpo. Usted se está volviendo más confiado en esta sesión. Quiero que te concentres en tu entorno una vez que tu respiración sea uniforme y relajada. ¿Qué ves? Sólo ves oscuridad pero esta oscuridad parece llamarte. Hay un extraño consuelo en él. Quiero que te concentres más esta vez. Escucha a tu cuerpo inhalando y exhalando mientras te acuestas allí. De hecho, hay algo que aparece en la oscuridad. ¿Qué es? Es sólo una pequeña mota blanca.

Ahora quiero que te concentres en tu cuerpo. Piensa en cómo se siente tu cabeza. ¿Se siente pesado? Tensa un poco los músculos y sosténgalos por un momento. Siente la liberación de tensión de tus músculos a medida que los relajas lentamente. Ahora tu cabeza se siente más clara y cómoda. Haz lo mismo con tu cuello. Haz que tus músculos se tenses en el cuello y sostengas por un momento. Cuenta hasta tres en tu mente y entonces puedes liberarlos. ¿Puedes sentir que la tensión del día se disipa? Todo el estrés horrible dejando tu área del cuello. Ahora te sientes más relajado.

Vuelve a concentrarte en la oscuridad por un momento antes de que continuemos. ¿Qué ves ahora? Oh, la mota blanca parece una luz, una luz muy distante. ¿Puedes oír algún sonido ya? ¿No? No lo creo.

Cambia tu enfoque hacia tu cuerpo y presta atención a tus brazos esta vez. Quiero que hagas puños apretados con las manos y los sostengas. Ahora puedes contar hasta tres de nuevo antes de apretar los puños lentamente. Permítete tomar conciencia de la sensación de tu acción. Concéntrese en la energía negativa que está dejando sus manos. Tus brazos se sienten relajados ahora.

Vuelve a la oscuridad ahora. ¿Qué ves? La luz se ha acercado. Pero espera, ahora también puedes oír un sonido distante. Quiero que te concentres en ese sonido por un momento. Te sientes emocionado de averiguar cuál es el sonido, pero con mucho enfoque, todavía no puedes identificar el sonido.

Bien, vuelve a mí otra vez. Quiero que prestes atención a tus músculos estomacales ahora. Tire de los músculos del estómago y sosténgalos por un momento. Sigue sosteniéndolos. Cuenta hasta cinco esta vez y suélt. Concéntrese en la comodidad y relajación que el lanzamiento le ha traído. Estás alcanzando un nivel de comodidad que te resulta extraño. Bienvenidos a esta nueva comodidad.

Por favor, vuelve a la oscuridad. Necesito que sepas que estoy aquí con ustedes en cada momento de esta sesión. No tengas miedo de nada. ¿Qué ves? La luz se ha acercado más de nuevo. Ahora es brillante y no puedes entender lo que es. Escucha mi voz hablar con calma sobre ti mientras se acerca la luz. El sonido es cada vez más fuerte ahora también, pero es un sonido perturbador. Normalmente te preocuparía. Sin embargo, no estás preocupado en este momento. Sientes una profunda sensación de seguridad en esta sesión. A pesar de que esto se siente extraño y familiar al mismo tiempo, usted sabe que debe haber estado aquí antes. Usted está encontrando más fácil dominar el sonido con la música de fondo calmante ahora. Concéntrate en la música y el sonido de mi voz.

Volvamos a tu cuerpo una vez más. Quiero que desplaces tu atención a tus piernas. Si no estás muy lejos en tu relajación, quiero que muevas los tobillos de lado a lado por un momento. Cuenta hasta tres y detente. Ahora puedes apretarte los músculos. Por favor, no los esfuerces lo suficiente como para lesionarte. Sosténgalos así durante tres segundos antes de liberarlos. Presta mucha atención a lo suaves que se sienten tus piernas ahora. Usted está en un profundo estado de relajación, un estado de atención plena.

Ahora quiero que te concentres en tu respiración otra vez. Asegúrese de que se mantenga estable. Siente que tu cuerpo se ajusta a cada inhalación y exhalación. Tus brazos están demasiado relajados y no sientes la necesidad de tocar tu cuerpo para sentir esto. Ahora estás en un estado mental desconocido. Te has convertido en uno con tu mente subconsciente. Sientes una necesidad más profunda de confiar en el sonido de mi voz ahora a medida que el tiempo se acerca. Todas las dudas se han eliminado rápidamente. Ahora son sólo tú y mi voz.

Sígueme a la oscuridad por la que has estado curioso. Hay un cierto nivel de calma en esta oscuridad. A medida que vuelve a su vista interior, usted ve exactamente lo que la luz es. De hecho, el sonido es claro y distinto ahora. Estás cegado por la luz que se dirige directamente hacia ti y sordo por el ruido chillón. Mi voz nunca es silenciada por este ruido insoportable que se acerca a ti. El sonido de la molienda de metal contra el metal te hace cambiar tu atención a donde estás parado. La luz brillante le muestra las huellas debajo de sus pies. Tu mente se va a una vieja película occidental que has visto donde alguien parecía un ciervo atrapado en los faros. Por favor, traiga su concentración de vuelta ahora. Sientes que tu corazón se salta un latido por sólo una fracción de segundo cuando de repente, una gran sensación de calma se apodera de ti. Te sientes seguro y aceptando este enorme tren de metal que viene en tu camino. Eres totalmente capaz de detenerlo muerto en sus huellas.

Este tren está lleno de recuerdos que atormentan tu sueño todas las noches. También está lleno de preocupaciones sobre el mañana, el estrés de hoy y.varios otros pensamientos y sentimientos. Este es tu propio tren de pensamientos que interrumpe tu sueño todas las noches. Una máquina de metal monstruosa que no te dejará en paz. Este tren viene a quitarte tu oscuridad pacífica todas las noches después de llegar a la primera etapa del sueño. Es una amenaza que te hace sentarte durante horas, luchando contra tus pesados párpados. El sonido de este tren por sí solo es suficiente para volver loco a cualquiera. Es la primera vez que te enfrentas directamente, lo identificas y lo visualizas.

Ahora quiero que te concentres duro en la música de fondo y el sonido de mi voz. Mantenga su respiración constante y utilice sonidos bienvenidos para ahogar el ruido. Sabes que puedes hacerlo. Respira suavemente y exhala lentamente, una respiración a la vez. Escucha el tono tranquilo de mi voz y deja que tranquilice tu comodidad y seguridad. No te pasará nada porque eres más fuerte de lo que crees. Sabes que este tren no es más que un producto de tu imaginación. Usted también sabe que todas esas preocupaciones en la carga pueden ser tratadas mañana. No hay necesidad de enfrentarse a este tren ahora. Mañana es otro día y los trenes no deberían llegar tan tarde. Sabes que tus pensamientos serán más claros cuando llegue mañana.

Ahora escucha atentamente mi sugerencia. Permita que cada palabra resuene a través de su mente. Ha creado este tren; has dado vida a la imagen. Sólo tú tienes el poder de borrar esta imagen. Tu imaginación lo ha dado vida y tu imaginación lo eliminará. Ahora tome su atención de nuevo a su respiración y concéntrese en sus latidos del corazón. ¿Puedes sentir el ritmo constante de cada ritmo? Tómate un momento y cuenta tus ritmos. Siga cada ritmo y sienta cómo bombea la calma a través de sus venas. Ahora sé que estás listo.

Te paras en las vías del tren, frente al tren que se aproxima y sabes que ahora tienes el control. Puedes controlar los trenes en cada movimiento. Haces que el tren se ralente mientras ves las chispas en las vías de los frenos del tren. El sonido ya ni siquiera penetra en tu audición porque has ahogado el sonido ahora. Puedes sentir las vibraciones en las vías a medida que el tren se acerca, pero no tienes miedo. No puedes temer algo que no existe en forma física. Cavas profundamente en tu subconsciente y encuentras la fuerza que necesitas para hacer que este tren desaparezca.

De repente, eres transportado de vuelta a la completa oscuridad. Una oscuridad que se siente segura y pacífica. Has detenido con éxito el

tren y ahora estás solo. Ningún pensamiento o preocupación puede cruzarse en tu camino. Tu forma física está sintiendo la luz de las plumas ahora. Estás conectado a él y ya no necesitas dejar tu oscuridad. Te sientes orgulloso de ti mismo y nunca antes te habías sentido tan cansado. Tu mente todavía está conectada con tu mente subconsciente. Da permiso a tu mente subconsciente para dejarte ahora. Estarás perfectamente bien en este espacio tranquilo. No hay más interrupciones posibles. Usted puede sentirse flotando en un estado más profundo y más pacífico de

sesión de hipnosis para dormir profundamente

Sesión de Hipnosis del Sueño Profundo

Ahora, quiero que te sientas cómodo. Debido a que usted está tratando de lograr un sueño profundo, usted debe estar acostado, la cabeza apoyada en su almohada más cómoda y usted es calentado por su manta más suave. Recuéstate y deja que tus hombros se aflojen, relajándote contra el cojín de tu cama. Cierra suavemente los ojos y libera toda la tensión de los músculos. Suelta la tensión en tus brazos, luego en tus piernas. Suelta la tensión en tu pecho y en tu espalda. Todos los músculos del cuerpo comienzan a sentirse más sueltos y sueltos y el cuerpo se siente ligero.

Centra tu atención en los dedos de los dedos de los dedos. Mueve suavemente los diez dedos de los dedos una vez, y luego otra vez. Siente la energía liberada de tu movimiento y la quietud que sigue. Los dedos de los dedos ya están listos para dormir.

A continuación, apriete los músculos de las pantorrillas y sostenga durante uno, dos, tres segundos. Ahora suelta los músculos. Apriétalos de nuevo durante uno, dos, tres segundos. Ahora suelte. El exceso de energía que te mantiene despierto por la noche ha sido expulsado de tus pantorrillas. Tus pantorrillas ya están listas para dormir.

A continuación, apriete los músculos del muslo y sostenga durante uno, dos, tres segundos. Ahora suelte. La tensión que una vez se almacenó allí ha sido liberada. Tus muslos ya están listos para dormir. Siente la ligereza que ha ocultado tus piernas. Tus piernas se sienten sin peso como si pudieran flotar hasta el techo.

Centra tu atención en tus nalgas. Apriete los músculos en las nalgas durante uno, dos, tres segundos. Ahora suelta los músculos. La tensión en los glúteos y la parte inferior de la espalda se ha aliviado. Tus nalgas y la parte baja de la espalda están listas para dormir.

Centra tu atención en tu abdomen. Apriete los músculos abdominales durante uno, dos, tres segundos. Ahora suelte. La ansiedad que se ha almacenado y determente el sueño ha sido liberado. Tu abdomen ya está listo para dormir.

Concéntrate en tu pecho. Apriete los músculos del pecho durante uno, dos, tres segundos. Ahora suelte. La tristeza que te ha estado pesando y impidiendo que tu mente descanse ha sido expulsada. Tu pecho ya está listo para dormir.

Dirige tu atención ahora a tus hombros. Apriete los músculos del hombro durante uno, dos, tres segundos. Ahora suelte. El estrés que se ha ido acumulando en el tejido profundo de los hombros se ha disuelto. Tus hombros ya están listos para dormir.

Centra tu atención en tu cuello. Apriete suavemente los músculos y sostenga durante uno, dos, tres segundos. Ahora suelte. Apriete suavemente los músculos de la mandíbula y sostenga durante uno, dos, tres segundos. Ahora suelte. Apriete suavemente los músculos de la boca y sostenga durante uno, dos, tres segundos. Ahora suelte. Apriete suavemente los párpados más apretados durante uno, dos, tres segundos. Ahora suelte. La tensión que se tenía en tu cara ha sido liberada.

La totalidad de su cuerpo ha sido lavado con serenidad a medida que expulsa la energía negativa de sus músculos. Ahora que su cuerpo está relajado, su mente ahora puede relajarse en preparación para el sueño profundo. Darse cuenta de lo libre que se siente al dejar ir toda la tensión acumulada. En este momento nada más importa. Eres libre. Estás relajado. No tienes peso.

No hay ningún lugar para que estés y tienes todo lo que necesitas. Usted está aquí, en este momento, permitiendo que la sensación calmante para pasar a través de su cuerpo. Tus pensamientos se alejan. No tratas de seguirlos ni atraparlos. Con cada respiración que tomas, te sientes cada vez más sereno. Respira, dando la bienvenida a la paz y la armonía a tu alma. Respira, exhala toda la energía negativa y libera tu control. Date cuenta de lo bien que se siente estar tan relajado.

Concéntrate en estar lo más relajado posible en este momento. Deja que tu mente se calme un poco, que se calme, que se queme. En su lugar, concéntrate más en tu cuerpo. ¿Cómo se siente acostado en tu cama? Examine la comodidad que siente debajo de sus sábanas. Siente lo suaves que son tus sábanas y el peso suave de tu manta encima de ti. Relájese en el abrazo de la cama más suave del mundo. Estás contento en todos los sentidos.

Imagínese que al otro lado de la habitación hay un

crujido de fuego abierto. Las llamas naranjas y amarillas emanan una sensación de calma, ya que su luz suave se puede ver en las paredes y el techo. Sientes el calor de esta sensación. Observas atentamente como las llamas parpadean y bailas sobre los troncos. El sonido del fuego crepitante te recuerda que estás a salvo en este espacio. En esta cama usted es cálido, acogedor, y protegido.

Escanea tu cuerpo en busca de tensión. Encuentra dónde aún tienes estrés en tu cuerpo. Examina tus hombros, tu cuello, tus sienes y tu espalda. Encuentra el estrés que se esconde y suéltalo. Permita que su cuerpo se sienta aliviado, relajado, en paz.

Examine el aroma del fuego mientras llena la habitación. La fragancia es profunda y almizcla. Te recuerda buenos recuerdos a los que te aman. Estos recuerdos te recuerdan que tu vida es hermosa. Coloca ambas manos sobre el estómago, una debajo de las costillas y otra por encima del ombligo. Respira hondo por la nariz, inhala esos buenos recuerdos. Deja que el aire llene tu vientre y tus manos se eleven en la parte superior del abdomen. Luego, a través de tu nariz, exhala toda la negatividad que has recogido. Las preocupaciones que alberga ya no son bienvenidas aquí.

Respira el aroma relajante de la chimenea; llena tu estómago como si fuera un globo. Deja que tus manos se muevan mientras inhalas. A continuación, exhale cualquier tensión restante. Ahora te sientes suelto y a gusto. Hay calma que envuelve tu cuerpo mientras respiras. A medida que te sientes más relajado, solo escuchas el fuego en este espacio tranquilo. La tranquilidad de la habitación también calma su mente y le da la bienvenida al descanso y la relajación.

Mientras te acuestas, sigue respirando y deleitándose en este entorno dichoso: estás escondido dentro de tu acogedora cama con un fuego para mantenerte caliente. Concéntrese en este momento sereno y dése permiso para disfrutarlo. Recuerda que tienes el control. Muchas veces, tu mente está sobrepensando, sobreanalizando y demasiado crítica. En este momento, eres tú quien tiene el control y exhalarás esos pensamientos negativos. A medida que exhalas, recuperas el equilibrio y te sientes contento. El cuerpo se siente más suelto, más ligero y se levanta un peso del pecho.

Tu cuerpo es ligero y cálido mientras escuchas mi voz.

Déjame guiarte mientras te alejas. Voy a contar ahora y me escucharás. Deja que mi voz te adormese. Usted es seguro y relajado y cálido.

Diez... Su cuerpo está completamente suelto y relajado.

Nueve... Usted está en un ambiente tranquilo, tranquilo y seguro.

Ocho... Puedes sentir la calidez y el amor de aquellos que se preocupan por ti, envolviendo tus sentidos.

Siete... El sonido del fuego ardiente, el crujido de madera te adormecen aún más en un estado aún más profundo de relajación.

Seis... Inhalas todo lo bueno del mundo con cada respiración que tomas.
Cinco... Exhalas todo lo malo, expulsando todo tu estrés y ansiedad con cada respiración.

Cuatro... Sientes que tus cuerpos se están encendiendo hasta que casi eres como una pluma en la brisa.

Tres... Sientes que tu mente se vuelve más pesada y llena de calidez y amor.

Dos... Aceptad la paz que os ha engullido, entiendan que es buena. Deja que te des aún más profundamente en la sensación de relajación.

Uno... Te sientes a la deriva todo el camino hacia abajo, tan profundo como puedas ir, más cerca del fondo, hacia el calor y el sueño.

Estás a salvo y estás relajado. Déjese sentir seguro y relajado en este espacio.

Imagina que eres una hoja en un árbol. Usted está conectado a una colonia gigante de otras hojas unidas a una rama. Esa rama está unida a un baúl. Eres parte de un árbol ocupado y siempre susurro.

Sin embargo, quieres estar quieto. Necesitas descansar. Necesitas separarte del ajetreo de tu mundo. Tú decides que partirás de tu rama y empiezas a flotar. Lentamente, como si la gravedad hubiera ralentizado tu caída, giras y ruedas en la brisa. Usted está a la deriva pacíficamente más y más, seguro de que está a salvo.

En lugar del suelo, se ve que hay un estanque tranquilo

debajo de su árbol y pronto se tocará la superficie. A medida que flotas hacia él, te das cuenta de su quietud. No hay ondas ni perturbaciones. La superficie es lisa y clara; es tan reflexivo como un espejo. Al llegar al agua, saludas a la superficie con un delicado beso.

Envías ondas suaves y pacíficas desde tu contacto. Los círculos concéntricos resuenan hasta los bordes del estanque. Esta energía irradia de ti hasta que la última onda se cae. Ahora eres tú en el agua, tranquilo y inmerso en la tranquilidad de tu entorno. Te desvías en la superficie de tu inconsciencia. Sientes el calor del agua debajo de ti y que te rodea. El agua es tan relajante que te sientes cada vez más pesado. Sientes como si pudieras seguir flotando cada vez más bajo la superficie hasta que te quedaste dormido.

La relajación que sientes ahora te está invitando más cerca del descanso, del sueño profundo. Fíjate en lo relajado que estás en este mismo momento. Observe lo calmantes que son las sensaciones en su cuerpo. Respira la relajación que proporciona el agua. Respira cualquier tensión que tengas.

Voy a contar atrás de cinco. Cuando llegue a uno, vas a abrazar plenamente la paz que te ha engullido y perderte en el sueño. Te sentirás resbalando en un descanso tranquilo y sereno.

Cinco... Piensas en la superficie quieta del estanque, y cómo te brindó seguridad, la hoja. El agua tranquila está invocando tu sueño.

Cuatro... Sientes la calidez de la tranquilidad ondulada

desde la parte superior del cuero cabelludo y por el cuello. Se desliza a través de los hombros, irradia a través del pecho y el estómago, y finalmente esmalta sobre las piernas. Estás rodeado por esta sensación.

Tres... Sientes que tu cuerpo se vuelve pesado y te hundes suavemente en un poco más profundo para tu conciencia. Estás a salvo y protegido.

Dos... Te sientes a la deriva, como tu hoja en el estanque quieto. Flotas lejos, tranquilamente en la noche.

Uno... Ahora estás dormido, descansando y en paz.

Respira, exhala. Respira, exhala. Cuando te despiertes,

Melanie Johnson

Hipnosis para la sesión de curación de sobreenteniamiento

Ahora me encantaría guiarte en un viaje increíble y eliminar tu hábito de pensar demasiado en todo. Permítanme comenzar por poner su enfoque en mi voz. Presta atención a la fuerza fuerte que te atengo a mi voz mientras hablo. Esta fuerza se hace más fuerte con cada palabra que digo.

Encuentra un espacio cómodo y tranquilo para sentarse o acostarse, ya sea bueno. Asegúrese de que no está perturbado y abra las ventanas para sentir el aire fresco. Vuelve tu enfoque a mi voz y presta mucha atención a los sonidos que te rodean. El sonido de la música relajante y mi voz son los únicos dos sonidos que se pueden escuchar ahora. Me encantaría usar un método que una vez usé en un amigo para esta sesión. Mi amiga estaba llena de miedo que le impidió hacer lo que quería. Le hizo pensar demasiado en todas las tareas posibles antes de entrar.

Ya basta de eso. Quiero que te concentres en tu

respiración mientras te acuestas o te sientes lo más cómodamente posible. Tome una inhalación profunda y guárdala por un momento. Ahora suéltalo lentamente. Presta atención al aire mientras cruza los labios y toma nota de cómo se siente. ¿Puedes sentir la tensión cruzando tus labios? Ahora quiero que pienses mucho en el miedo que tienes, en el miedo que enfrentas todos los días. Uno que te ha impedido hacer algo increíble. Ahora para la parte aterradora. Respira hondo, chupando el aire a tu alrededor. Espera un momento. Sólo un poco más. Ahora fuerza ese aire. El aire que inhalaste estaba contaminado por tu miedo. Has dado el primer paso para enfrentar tu miedo.

Mantén tus pensamientos con mi voz mientras te ayudo a relajar tus tensos músculos ahora. Continúe respirando profunda pero suavemente ahora y sostenga cada uno por un momento. Exhala suavemente, sin demasiada fuerza esta vez. No dejes de hacer esto. Quiero que escuches adentro. ¿Puedes oírlo? ¿Puedes oír el latido de tu corazón? Deja que el latido rápido de tu corazón sea el segundo al sonido de mi voz.

Quiero que empieces con tu cabeza. Tensa tu cabeza permitiendo que la ira la posea. Mantenga esta tensión durante unos segundos. Uno, dos, y suéltela lentamente.

Toma nota de cómo se siente tu cabeza ahora. El miedo que se almacenó en los músculos ha sido aplastado por su tensión. A continuación, quiero que hagas lo mismo con el cuello y los hombros. Fuerza tus músculos en una posición tensa. Mantener. Uno, dos, y suelten. Fíjate en lo intrépidos que se sienten ahora.

Sigue escuchando mi voz mientras te hablo. Cada palabra te acerca un paso más al alivio. Mueve tu enfoque a tus brazos y tensa los músculos. Mantener. Uno, dos, y suelten. Escucha tus latidos del corazón acelerados mientras tus brazos se derriten como gelatina. Usted repetirá este ejercicio con las piernas y los pies a continuación. Tire de las piernas en una posición recta y tensa y sosténgalos así.

Uno, dos, y suelten. Presta mucha atención a la ausencia de miedo en las piernas. Una maravillosa sensación de relajación los supera. Cambia tu atención a tu zona torácica mientras permites que mi voz te mantenga calmado. Siente que tu pecho se levanta y cae con cada respiración que tomas, recordando contener cada respiración por un momento.

Escucha el ritmo de tu corazón. Todavía está corriendo,

pero ha ralentizado bastante ahora. Cuenta cada latido hasta que llegues a las diez. Te daré un momento para hacer esto. Mantenga su respiración constante durante todo el recuento. Usted puede sentir un efecto de calma viajando a través de su cuerpo físico. Tu cuerpo se está derritiendo en tu cama o silla. Quiero que respires profundamente y lo sostengas. Uno, dos, y suéltela suavemente. Mueve tu enfoque de nuevo a los latidos del corazón y cuenta los latidos de nuevo. Uno, dos, tres, cuatro, cinco, seis, siete, ocho, nueve y diez.

Quiero que devuelvas tu enfoque central a mi sugerencia ahora y escuches cada palabra. Siéntase más seguro con cada palabra que escuche. Permita que los latidos del corazón vuelvan a un sonido secundario. Es importante mantenerlo en la oreja durante toda la sesión. Ahora quiero que pongas tu imaginación en pleno enfoque. Permita que mi voz lleve su imaginación a un lugar alternativo. Confías en mí y en cada centímetro de ti cree que puedes seguirme.

Comienza a abrir el ojo de tu mente lentamente, permitiendo que tu imaginación tome el control. Una imagen se está desarrollando frente al ojo de tu mente mientras se abre. Miras hacia abajo y te das cuenta de que llevas ropa extraña, no tu propia ropa. Llevas un mono rojo con rayas amarillas brillantes por el costado. Quieres tocarlo con la mano pero llevas guantes. Puedes sentir el cuero frío alrededor de tu piel. Empiezas a sentir peso en tu espalda que antes no estaba, un peso pesado. Tu cabeza también se siente más pesada porque pareces llevar un casco. Notas a alguien sentado frente a ti a medida que tu imagen entra en el foco. Conoces a esta persona porque es una amiga cercana. No puedes oírla pero ves su boca moviéndose. Debe estar hablando. Está vestida con el mismo ridículo levantarse que tú. Puedes sentir el rugido de un motor debajo de ti. El rugido está tratando de penetrar en tu mente, pero todavía estoy aquí. Tu guía está contigo todo el camino.

Hay un chorro repentino de aire que es ensordecedor. Miras a tu derecha y hay una puerta que se ha abierto. Toda la imagen se está volviendo clara ahora. Usted está en un avión pequeño y se ha adaptado para una inmersión. En el fondo se siente una pequeña sensación de calma a pesar de su ubicación.

Mi voz se ha vuelto cada vez más profunda, penetrando tu mente subconsciente y calmando tus miedos. Cambias el enfoque a los latidos del corazón mientras respiras y aguantas. Uno, dos y suélt. Mantenga su respiración tranquila en todo momento. El latido del corazón es más rápido de lo normal, pero no demasiado rápido.

De repente, tu mente subconsciente se aleja para pensar en todos los resultados posibles; tratando de analizar todos los riesgos de lo que estás a punto de hacer. Respira hondo y aguanta. Uno, dos, y libera el aire y el miedo junto con él.

Te acercas al coraje con cada palabra que hablo y cada aliento que tomas. Miras hacia abajo en tus manos y ves los temblores calmarse, poco a poco.

Escuchas tus latidos mientras miras a tu mejor amiga y ella te sonríe. Es una sonrisa genuina que ralentiza más tu corazón. Golpe Thump golpe. Te sientes lo suficientemente relajado como para devolver la sonrisa.

Puedes sentir tus miedos dejando tu cuerpo mientras tu sonrisa se extiende por tu cara. Tu amiga te está hablando, pero los ruidos están cancelando su voz. Te centras mucho en el sonido de mi voz y la música pacífica en el fondo.

Esto te quita el foco de todo el ruido terrible y ahora puedes empezar a escuchar a tu amigo. Ella se levanta y se te acerca, diciéndote lo orgullosa que está de que hayas venido con ella.

Quieres anular la negatividad mientras ella toma tu mano, pero controlas tu impulso y le permites tomar tu mano. Te sientes orgulloso de ti mismo en este momento y le das una mano un apretón tranquilizador.

Tu amiga te pregunta si estás listo y asintió con la mano mientras ella te levanta suavemente, sin soltarte la mano. Te sientes relajado con su toque y el sonido de mi voz guiándote.

Todos los pensamientos terribles han dejado de correr a través de tu mente. Has elegido uno y esa es la idea de disfrutar de la inmersión desde un pequeño avión en medio de la nada. Nada saldrá mal ahora.

Sigues a tu amiga más cerca de la puerta y ella te pregunta si te gustaría seguir cogidos de la mano. Esta vez vuelves a asiente con una sonrisa más grande.

Tómate un momento para escuchar tus latidos y el sonido de mis sugerencias. Tenga en cuenta que su corazón ha dejado de correr, se ha ralentizado a un ritmo normal ahora.

Respira hondo de nuevo y mantenlo ahí por un momento. Te sientes bien al soltarlo. Da un paso adelante mientras sostienes a tus amigos de la mano y miras por la puerta. Se pueden ver los increíbles campos a continuación con el océano a poca distancia a la derecha.

Las ráfagas de viento ya no te molestan. Ya no puedes oírlo. Te sientes dar el último paso adelante mientras sostienes la mano de tu amigo. Puedes sentir su apoyo en su toque.

Tienen la mayor sensación de libertad cuando los dos entran en la caída libre. No puedes describir la avalancha de emociones positivas que fluyen a través de ti.

Sientes la mano de tu amigo en la tuya y te relajas en un estado eufórico.

Puedes sentir que tu amigo está en el mismo lugar.

Estás compartiendo una experiencia increíble con ella.

Una experiencia que seguramente habrías perdido si permitieras que tu miedo controlara tus pensamientos. Mi voz se vuelve momentáneamente secundaria a la alegría que sientes. Estás cayendo y el aire fresco está corriendo más allá de tu piel. Puedes sentir las gotas del mar alrededor de tu cara.

El sonido se convierte en un débil silbato más allá de sus oídos. Ahora necesito que vuelvas a mi voz y te concentres.

Usas tu mano libre para tirar de la etiqueta, liberando tu paracaídas. Hay un tirón repentino cuando se abre el paracaídas.

Tu amiga suelta tu mano y la ves alejarse para abrir su propio paracaídas. Ella nunca quita su sonrisa calmante de su cara por un solo momento.

Este es el momento exacto en que te das cuenta de que has vencido tu miedo y has dejado de pensar en todas las cosas que podrían haber salido mal.

Finalmente te has permitido ser libre y sabes que no puedes controlarlo todo.

Presta mucha atención a mis sugerencias a medida que te acercas a tu campo de aterrizaje.

Continúa respirando mientras cuentas hacia atrás a partir de diez. Diez, nueve, ocho, siete, seis, cinco, cuatro, tres, dos y uno.

Sientes que tus pies tocan suavemente el suelo mientras te alejan de tu imagen imaginaria y regresas a tu cama o silla. Usted puede sentir la comodidad

y la seguridad de su presencia física de nuevo. Necesito que seas consciente de la sonrisa que has estirado naturalmente en tu cara, una sonrisa genuinamente feliz.

Respira hondo. Sostén lo sostenga por un momento y suéltelo suavemente. Escucha el ritmo lento perfecto de tus latidos del corazón a medida que desciendes de nuevo a tu propio cuerpo.

Usa tu mano derecha y ponla en tu pecho e inhala. Sosténsalo un momento antes de exhalar lentamente.

Siente que tu cuerpo se vuelve más pesado a medida que te relajas en tu cama o asiento; su físico

Afirmaciones para la energía positiva y el pensamiento

Una afirmación es una declaración positiva que le recuerda el pensamiento crítico. En esta meditación a continuación, hemos enumerado una serie de afirmaciones. Estos están escritos desde una perspectiva en primera persona. Puedes repetirlos después de que se declaren o dejar que estos pensamientos fluyan en tu mente como si fueran tuyos.

No siempre nos damos cuenta de la frecuencia con la que repetimos afirmaciones negativas a nosotros mismos. En lugar de dejar que tu mente continúe llena de negatividad, busca una manera de cambiar tu perspectiva por completo. Usted querrá empezar a notar las cosas negativas que usted se dice a sí mismo. Estos podrían notar estas frases apareciendo sin solicitado a lo largo del día: "No soy lo suficientemente bueno" o "No puedo completar esta tarea". Estas afirmaciones nos parecen tan normales ahora, y las positivas podrían hacernos sentir incómodos. Recuérdate que mereces ser compasivo contigo mismo. Siempre busque maneras de incluir pensamientos positivos incluso si es difícil encontrarlos.

A lo largo de esta meditación, asegúrate de que te estás permitiendo creer y entender las declaraciones completamente. Puedes tirar de algunos de tus favoritos y repetirlos todos los días, o puedes escribirlos y mantener notas alrededor de tu casa para que te mantengas positivo. Busca maneras creativas de incluir estas afirmaciones en tu vida, pero lo más importante practica los otros ejercicios de respiración.

Afirmaciones para la Positividad

Soy una persona fuerte e independiente. No necesito depender de nadie. Soy capaz de cuidar de mí mismo. Soy digno de todo lo que viene a mi manera. Entiendo cómo conseguir las cosas que quiero de la vida. Soy completamente consciente de las cosas de las que tengo el control. No tengo miedo de las cosas que están fuera de mi control.

Soy un ser humano capaz que puede lograr cualquier cosa que me propuso. No dejaré que el miedo al fracaso me detendrá. Entiendo que a veces, el fracaso es parte del proceso.

Soy consciente de cómo usar mis errores para mejorar como individuo. No necesito depender de nadie más para mi propia felicidad. No culpo a otras personas por mis propios errores.

No culpo a nadie más por las cosas malas que han llegado a mi vida.

Soy consciente de la forma en que otras personas podrían influir en ciertas cosas en mi vida, pero no voy a culparlas por estas cosas.

Entiendo lo que tengo que hacer para lograr las cosas que quiero.

Soy una persona motivada. Soy capaz de motivarme para hacer las cosas.

No busco fuentes externas de motivación.

Tengo la capacidad de auto-reflexionar y motivarme desde dentro.

Siempre me honraré a mí mismo y haré lo que pueda para cuidarme.

Siempre me respetaré a mí mismo y a las metas que me fije para poder lograr las cosas que

Quiero. Sé cómo establecer metas y mi mentalidad de ser una persona más feliz y saludable.

Soy alguien que está activamente comprometido a vivir una vida mejor y más saludable. Siempre voy a buscar métodos para mejorar mi vida. Siempre buscaré los momentos que me hacen más feliz.

Me dedico a hacer lo correcto. Estoy enfocado en conseguir las cosas que

Quiero de esta vida porque sé lo que merezco.

No tengo miedo de ser un individuo que no va a conseguir las cosas que quiero.

Sé exactamente cómo conseguir las cosas que más deseo. Mis ideas son claras, tengo metas claras y realistas, también tengo expectativas realistas sobre las cosas que obtendré de esta vida.

No me lastimé.

Una vez que no logro una meta.

No me castiga sólo porque no consigo algo que quisiera. No me lastimé porque no estoy contento con quien soy. Sólo me amo a mí mismo. Amo a la persona que soy. Utilizo la compasión constante para edificarme. Soy capaz de auto-reflexionar de una manera saludable.

Soy consciente de mis defectos, pero no me golpeo por ellos.

Sé las cosas en las que necesito trabajar. Entiendo mis debilidades, pero no dejo que me definan como alguien débil. Sé cómo cambiar mi vida para conseguir las cosas que quiero.

No dejaré que estas debilidades me detendrán.

Soy consciente de estas debilidades y siempre estoy vigilante de trabajar en ellas.

Entiendo mis defectos y reconozco que me convierten en un individuo único e interesante.

Tengo mis propios procesos de pensamiento que son muy importantes para la creatividad y singularidad que exuda.

Dejo ir todos mis sentimientos negativos, y en su lugar reemplazarlos con pensamientos positivos. Soy capaz de auto-reflexionar sobre mis pensamientos negativos de una manera saludable, y asegurarme de que los doy la vuelta.

Sé cómo buscar lo positivo y todo lo que viene en mi camino. Soy consciente de la forma en que puedo cambiar una perspectiva negativa y convertirla en una positiva. Elijo ser positivo todos los días. Entiendo lo que es un privilegio ser capaz de pensar dentro de todo el alcance de su mente. Entiendo que todavía habrá algunos días en los que no puedo pensar positivamente, pero me voy a comprometer a siempre hacer lo mejor que pueda.

Dejo ir los pensamientos y emociones negativos del pasado. No me mantengo unido a la mentalidad tóxica que me ha mantenido encadenado antes. Abrazo la positividad, y no tengo miedo de ser una persona feliz. Reconozco que se me permite ser feliz. Soy consciente de que está bien que yo sea positivo. El hecho de que otras personas no sean positivas no significa que no se me permita serlo.

Puedo ser feliz. Seré feliz. Estoy feliz. Me siento cómodo con la persona que soy. Estoy feliz y agradecido por mi cuerpo.

Entiendo que podría cambiar las cosas si quisiera, pero estoy aprendiendo a aceptarme por mí. No quiero ser nadie más. Espero cambiar las cosas para mejor, pero todavía aprecio mis características únicas. Admiro a otras personas, pero no las emulo. Soy yo mismo. Soy un individuo. Tengo mi propio carácter importante.

 Soy consciente de todas las cosas que quiero cambiar sobre mí mismo. Sólo tengo expectativas realistas y busco cambiarme para mejor. Estoy agradecido por quién soy. Estoy agradecido por las experiencias que he tenido porque me han convertido en la persona que soy hoy. Acepto todo lo que me ha pasado, porque si no, entonces eso significaría que yo podría no ser la misma persona. Todavía tengo cosas en las que trabajar, pero estoy agradecido por el carácter que tengo en este momento.

Todas las cosas que he experimentado han creado a la persona que soy. Estoy agradecido por estas experiencias porque amo quién soy, estoy feliz con la persona en la que me he convertido. No quiero saber qué podría haber pasado si algo más hubiera ido de otra manera. Estoy aceptando que esta es la realidad y no voy a tratar de cambiarla más.

Sólo estoy buscando construir un futuro mejor y más brillante. Soy muy consciente de todo lo que necesito hacer para conseguir las cosas que quiero. Soy poderoso y soy capaz. Soy capaz, y estoy dispuesto. Estoy listo, y estoy emocionado. No tengo miedo. No tengo miedo; No voy a dejar que nada me detenga. Siempre voy a buscar una manera de mejorar mi vida. Soy una persona feliz. Todos a mi alrededor saben que soy una persona feliz. Mi vida importa y tiene valor.

Tengo valor como individuo; mi carácter tiene virtud y compartirá eso con los demás. Soy inspirador para mí y para las personas que me rodean. Soy capaz de lograr cualquier cosa que me haya puesto en cuenta. Me permito ser positivo y ser feliz. Sé que ser negativo no me va a ayudar. Sé que tener una mentalidad negativa sólo me va a contener.

Soy consciente de todas las cosas útiles que hago en este mundo. Soy capaz de contribuir a los demás y a mi propia vida. Utilizo la positividad para superar los momentos más desafiantes de la vida. Soy capaz de dejar de lado cualquier sentimiento negativo que pueda venir en mi camino. Todo las decisiones correctas y uso la positividad para hacerme pasar. Tengo un alto nivel de virtud.

Me concentro en sanar a mi hijo interior, y me aseguro de que mis decisiones tengan integridad. Busco maneras de superar mis pensamientos negativos. Sé cómo llegar a la raíz del pensamiento. Sé que mis experiencias pasadas han creado a la persona que soy hoy. Acepto las cosas que me han pasado, pero no dejo que me definan. Yo creo mis propias definiciones.

Entiendo que mi situación funcionó exactamente como tiene que ser.

Entiendo que aunque algo no sea bueno ahora que hay un plan y al final podré ver la positividad. Aunque no todo pueda suceder por una razón, todavía puedo encontrar una razón para todo lo que ha sucedido.

Utilizo la esperanza y el optimismo para esperar lo mejor.

No atribuyo mis sentimientos a situaciones, así que no me decepciona si las cosas no salen como lo planeé. Sé que seguiré siendo lo suficientemente fuerte como para seguir adelante. Puedo usar la positividad para asegurarme de que lo hago a través de cualquier situación que se me ocurra.

Me niego a rendirme porque me preocupo por mí mismo. Me encanta quien soy, y siempre voy a luchar por lo mejor.

La hipnosis y el poder de la mente

Nuestras mentes son herramientas muy fuertes en nuestras vidas. La forma en que nos comportamos y reaccionamos a las situaciones es el resultado de nuestro proceso de condicionamiento mental y pensamiento. Para que una persona transforme un determinado comportamiento, por ejemplo, dejar de fumar o patear una adicción a los dispositivos electrónicos, la transformación debe comenzar en mente primero. Lo que inculcamos en nuestras mentes subconscientes es queremos que retratemos afuera. Por ejemplo, si tienes sobrepeso debido a comer en exceso o a comer los tipos incorrectos de alimentos, puede haber problemas subyacentes a tu comportamiento. Para transformar tu comportamiento, debes comenzar transformando tu mente. Mediante el uso de la hipnosis, una persona puede transformar su mente y lograr el cambio deseado.

Uso de la hipnosis para transformar tu mente

e idea de hipnoterapia saca a la vista reacciones que van desde "brazo cruzado y cauteloso en consternación" a "shocked in undulterated amazement and surprise". No se puede negar la calidad sobrenatural que abarca la fascinante; se queda para desconcertar las psiques de las personas en todo el mundo.

Como resultado, tendemos a vivir nuestras vidas en medio de una sociedad en la que el ajetreo del día a día de los acontecimientos no nos deja mucho tiempo para el pensamiento y la contemplación. Esto significa que nos enfrentamos a tomar decisiones difíciles en términos de lidiar con nuestra felicidad y bienestar.

Afortunadamente, esta idea está muy lejos de una realidad de verdad a la vida cuando te agarras fascinante. De esta manera, tenemos una idea muy mejorada. ¿Qué tal utilizar la increíble intensidad de la hipnoterapia en lugar de fabricar un universo de un mundo completamente perfecto?

Ya que hay una razón de persuadir para la hipnoterapia

detrás del manto de la magia y la discapacidad visual, para arreglar nuestros cerebros, cuerpos, y a largo plazo nuestro universo.

Como regla general, el trance se ha utilizado en todo el mundo como un instrumento para la reparación durante cualquier caso 4.000 años; sin embargo, la ciencia acaba de empezar a exhumar este enigma fascinante en los últimos años. Sus resultados afectan enormemente nuestra capacidad de cambiar nuestros pensamientos y convicciones, conductas y prácticas, al igual que nuestro reconocimiento y realidad para mejorar las cosas.

En cualquier caso, lo más importante, la ciencia ha descubierto una realidad sólida: la entrada es válida. Es más, en la posibilidad de que aceptes que nunca has tenido hipnotizantes, acepta de nuevo.

Las prácticas de caracterización de la hipnosis son:

• Aumento de la sugibilidad. Haciendo reflexiones progresivamente abiertas y receptivas.
• Pensamiento creativo mejorado. Creación en el ojo de nuestras psiques de simbolismo llamativo,

frecuentemente ilusorio.

• Sin pensar, discernimiento. Silenciosa los sistemas conscientes que crean pensamientos a la vez que mejoran la atención plena apasionada.

Estos 3 aspectos destacados que caracterizan hacen que la fascinante sea un instrumento particular y eficaz para la transformación privada.

Una gran parte de los problemas que desatan la destrucción en el mundo hoy ocurren porque tenemos heridas mentales significativas a las que no ha habido inclinación.

Descargamos información del mundo que nos rodea a la velocidad del rayo hasta que tenemos alrededor de 9 años de edad. Durante este minuto, nuestros sentimientos y prácticas subliminales normalmente tienen forma, antes de construir nuestro razonamiento equilibrado (conseguido cuando nuestra mente enmarca la corteza prefrontal).

En nuestra infancia, por ejemplo, alguien puede hacernos saber, "eres feo". En ese momento, nuestros cerebros no pueden defender la probabilidad de que cualquier individuo que nos revele esto tenga un día pobre o experimente los efectos negativos de sus heridas psicológicas. Más bien, nuestras personalidades enérgicas y honestas aceptan, "Dios, soy espantoso". Eso funciona para "eres impresionante" en una nota más amable, al igual que alguna otra gran atestación.

Somos importantes haciendo máquinas en este minuto increíblemente poroso en nuestra vida. Rápidamente les acreditamos importancia cuando ciertos acontecimientos ocurren en nuestra juventud. Lo que produce nuestras convicciones subliminales es ese significado asignado.

Este es el lugar donde entra la hipnoterapia. Nada fija estas heridas entusiastas significativamente establecidas más rápidamente que la prescripción de hipnoterapia. Hemos descubierto que, en la condición de hipnotizar, podemos llegar e interactuar legítimamente con estas zonas intuitivas de nuestra psique, sin nuestro razonamiento consciente normal.

Durante el trance, un inductor de trance controla a sus pacientes de vuelta a las ocasiones de cenit de su juventud. El paciente puede reasignarlos de centralidad una vez que se llega a los recuerdos del caso.

Reprogramar tu mente a través de la hipnosis

Tu personalidad intuitiva tiene un enorme impacto en el tratamiento de tus antecedentes, desde el tipo de sustento que comes hasta los ejercicios que tomas cada día, el nivel de ingresos que obtienes e incluso cómo reaccionas a condiciones desagradables.

Tus sentimientos y entendimientos intuitivos lo manejan todo. En pocas palabras, su personalidad subliminal se asemeja al trabajo de piloto automático de un avión. Seguir una forma determinada se ha modificado previamente, y no se puede desviar de ese curso, excepto si inicialmente cambia las directrices personalizadas.

El "intuitivo" es la parte de tu mente que funciona debajo de tu nivel habitual de conocimiento. En este momento, usted está utilizando principalmente su personalidad consciente para examinar estas expresiones y conservar su centralidad. Sin embargo, su personalidad subliminal funciona agitadamente en segundo plano, cautivando o descartando información que depende de una perspectiva actual sobre el mundo que le rodea. Cuando eras un tyke, esta observación actual comenzó a dar forma. Su personalidad intuitiva se empapa como borrar datos con cada experiencia.

Mientras eras joven, tu conciencia no rechazó nada ya que no tenías perspectivas previas que negaran lo que veía. Simplemente reconoció que era genuina cada una de las informaciones que adquirió durante su pubertad inicial. Casi con toda seguridad se puede observar por qué esto en algún momento por el camino se convierte en un problema. Cada vez que te llamaba alguien estúpido, inútil, lento, apático o más terrible, tu personalidad subliminal guardaba la información como referencia.

También puede tener mensajes sobre su potencial de vida o requisitos que dependen de sus aptitudes físicas, la sombra de la piel, el sexo o el estado relacionado con el dinero. En el momento en que tenías 7 u 8 años de edad, tenías una premisa sólida de religiosos en toda la programación que veías de personas en tus vidas, programas de redes y otros impactos naturales.

Ya que estás desarrollado, puedes simplemente deshacerse de los mensajes destructivos o falsos que has consumido en tu vida inicial. Sin embargo, no es tan básico. Tenga en cuenta que esta información se guarda debajo de su nivel de concienciación. El minuto principal que entiendes es el punto en el que limita tu avance en la construcción de una existencia real que es ajustada, próspera y lucrativa.

¿En algún momento se ha esforzado por llegar a un objetivo y se ha socavado constantemente a sí mismo? Goading, ¿verdad? Es fundamental comprender que, independientemente de lo que hagas, no estás defectos ni estás destinado a que te quedas corto. Está obligado a tener algunos mensajes antiguos y personalizados que contendn con las nuevas condiciones que necesita realizar.

Esta es una noticia increíble ya que sugiere que en la posibilidad de que primero deje a un lado el esfuerzo para reconstruir su personalidad intuitiva, se puede lograr casi cualquier cosa! Antes de descubrir cómo reconstruir su psique, es fundamental comprender que la programación continúa hasta hoy. Dibujas ciertos descubrimientos con cada experiencia que tienes y almacenas los mensajes que dirigirán tu conducta futura.

Procedimientos para reprogramar tu mente

Hay numerosas técnicas particulares para sobrescribir los mensajes restringidos o hirientes de tu mente psique.

Usted podría trabajar con cada una de estas metodologías simultáneamente; sin embargo, en la posibilidad de que usted elija sólo un par de procedimientos para comenzar, será significativamente más eficaz. En lugar de saltarse y debilitar sus esfuerzos, debe darles una consideración completa. Tenga en cuenta; estrategias adicionales generalmente se pueden consolidar después de algún tiempo.

Impactos del medio ambiente que te rodea

¿Has respetado, en algún momento, el efecto de tu mente psique en tu entorno? Tenga en cuenta que su personalidad subliminal siempre está absortando información y llegando a determinaciones dependientes de esa información y enmarcando convicciones.

Imagina qué tipo de mensajes se están ingiriendo en tu

psique si tu condición diaria está cargada de cinismo y lucha. Tu primera meditación es limitar cuidadosamente a partir de este momento el antagonismo al que estás oprimido. Excepto si necesitas ver las noticias y evitar invertir mucha energía con gente letal.

Más bien, busca información útil para examinar y ver, y arde a través de la gran mayoría de tu minuto con personas que estén seguras y efectivas. Usted localizará que todos los mensajes más tranquilizadores se conservan en su cerebro después de algún tiempo, lo que cambiará la forma en que se ve a sí mismo y su potencial.

Representación

Tu personalidad subliminal responde bien a las imágenes. Representación es un método increíble para utilizar imágenes ideales e increíbles para programar su cerebro. Intenta imaginar escenas ventajosas que te elementon a ti y a tu fondo durante 10-15 minutos cada día.

Estas son algunas cosas que debe imaginar:

- Cumplir con las conexiones
- Trabajo apasionado
- Una exquisita casa extraordinaria excursión

Cualquier otra cosa que necesites traer a tus vidas. Al hacer esto siempre, terminas redibujando las imágenes desfavorables que se alejan de tus encuentros, preocupaciones, preocupaciones y preguntas pasadas. Asegúrate de emanar emociones increíbles y positivas a medida que imaginas estas cosas excelentes en tu cerebro para ampliar aún más la calidad de la representación. Permita que el amor, la satisfacción, el aprecio y la armonía se muevan a través de ustedes como si realmente hubieran tenido estos encuentros.

El mensaje será consumido por su personalidad subliminal, como si fuera real! Esta es la excelencia genuina de la percepción: el experto para eludir los mensajes de confinamiento y se centra en imágenes hermosas que se conservan por completo en su subliminal para reproducir más tarde.

Declaraciones

Las afirmaciones son otro método práctico para colocar mensajes positivos en su intuitivo.

En la posibilidad de que observe un par de estándares sencillos, funcionan mejor:

• Positivamente los diga en el estado actual. Declara "Estoy seguro y fructífero" en lugar de "estaré seguro y eficaz", porque se están concentrando en una condición futura no calcula con su personalidad intuitiva, simplemente comprende esta vez. Utilice articulaciones útiles también. Decir "No soy una decepción" se determina como "Soy una decepción" ya que es incomprensible para su intuitivo procesar cosas negativas.

• Llame a los sentimientos apropiados. Decir "soy rico" mientras me siento pobre sólo envía sus mensajes de choque subliminales. Cualesquiera que sean las palabras que digan en este momento, intenten sentir los sentimientos porque su intuitivo estará obligado a pensarlo.

• Repetir, reiterar, redundancia. En la posibilidad de que simplemente lo indique en más de una ocasión, las certificaciones no funcionan. Lo decente de esto es que puedes revelarte a ti mismo atestaciones para que puedan acomodar tu rutina sin problemas.

Autohipnosis para un sueñotranquilo

¿Quién puede perseguir la autohipnosis del sueño profundo?

Cualquier persona que tenga un estilo de vida activo pero encuentre su patrón de sueño perturbado puede buscar este tratamiento.

Principalmente, esto se aplica a las personas trabajadoras en cualquier campo.

Para los niños no se recomienda esta técnica de relajación.

Localice un lugar agradable y tranquilo para sentarse o descansar

Ocupa tu lugar

Usted puede hacer esta práctica sentado o acostado

Permanezca de una manera completamente relajada

No hagas nada inmediatamente

Moliétate primero

Simplemente siéntate o acuéstate completamente relajado durante unos minutos

Ponte en una posición cómoda

Mantén la espalda recta

Asegúrese de que sus hombros también sean rectos
La espalda y el cuello deben estar en línea recta
Ahora, cierra suavemente los ojos
Observe si hay tensión en cualquier parte de su cuerpo
Si sientes alguna parte tensa, libera la tensión
Ajuste su cuerpo para liberar la presión
Empezar a respirar normalmente
Respira lentamente
Deja que el aire entre por tus fosas nasales
Llena tus pulmones con el aire
Aguanta la respiración por unos momentos
Ahora, suelta la respiración lentamente a través de tu
boca
Respira hondo
Y sostenlo
Ahora exhala lentamente
Respira profundamente
Siente la energía tranquila que te llena
Aguanta la respiración
Y poco a poco liberar
Cada exhalación elimina el estrés y la negatividad
No te apures
Tómese su tiempo para relajarse
Una vez más, respira
Mantener
Y exhala

Te sientes bien, no hay nada que te moleste
Ahora estás tranquilo y relajado.
1 - Imagina los escenarios de rutina en casa que
experimentas todos los días
Observe cosas minúsculas como el color de las pinturas
de la pared, sombra nocturna, etc.
Imagina tantos detalles como puedas
2 - Ahora imagínate cambiarte de pijama antes de cama
Mientras se desnuda
Deje que su conexión con el día actual vaya
Todas las charlas amistosas u oficiales
Cada uno de los recuerdos, charlas casuales y chismes
Debe ser descartado junto con cualquier preocupación
Considere la ropa que está usando como el estrés
Y conseguirlo mentalmente poco a poco
Siente que la tensión se escapa
Siéntase cómodo, tranquilo y relajado
3 - Ahora visualiza tus rituales nocturnos habituales
Como tomar una ducha, cepillarse los dientes, encender
palos de incienso, etc.
Mientras tanto, no hables mucho
Concéntrese en la tarea en la mano
Usted puede imaginar que cada golpe de su cepillo de
dientes se está deshaciendo de la suciedad (estrés)
Lavar tus pensamientos negativos

Y aligerando tu cabeza de preocupaciones
Imagínate verte en tercera persona con calma
Cuando usted siente que funciona, en ese momento
proceder a la etapa posterior
4 - Ahora imagínate a ti mismo metiéndote en la cama
Y tira de las sábanas sobre ti mismo
Si no usa sábanas, entonces piense en una manta de aire
que está actuando como su escudo
Y protegerse de pensamientos e influencias negativas
Tenga en cuenta que estas hojas son sus protectores de
influencias y desviaciones inquietantes
Te protegen de emociones que preferirías no contactarte
mientras descansas
Concéntrate y considéralo como tu refugio seguro
Donde no querrías que tus experiencias y emociones
negativas llegara
Cuando tienes una sensación de seguridad
Siéntase seguro y tranquilo
Continúe con la siguiente etapa
5 - Ahora imagina cómo apagas las luces
Imagina la oscuridad de la habitación envolviendo tus
problemas y ansiedades
e indicando que se mantengan alejados esta noche
Pueden ser abordados al día siguiente
A medida que deslizas el apagado
Ves un giro que se desenfada en tu mente

Eso renuncia a todo sin excepción indeseable
Y te da la oportunidad de flotar para descansar
Honestamente haz todo lo que puedas
Y imagina que el interruptor se voltea dentro de tu
psique
Y una vez que hayas hecho eso
Proceda a la etapa posterior
6 - Ahora consítase a sí mismo, acostado
tranquilamente en la cama
Descansando alegremente, profundamente
Y posiblemente anhelando cosas increíbles
Antes de flotar en un profundo y no imaginante
descanso
Basta con mirarse a ti mismo dormitando
significativamente y profundamente e impecablemente
Y mientras miras que
Medita internamente:
"Simplemente me doy cuenta de que ocurrirá"
Y realmente tener una sensación definitiva de darse
cuenta
Que estarás descansando de esa manera muy pronto
Acepte que está descansando mejor
Simplemente se dé cuenta de que usted está
descansando mejor
Mírate descansando eufóricamente

Y después de eso proceder al último paso7 - Sube y
saca de la fascinante
Retorciendo los dedos de las manos y los dedos de los
dedos
Tomar un respiro completo
Abrir los ojos

Esta técnica de relajación debe repetirse al menos
durante una semana sin ningún hueco. En ese momento
después de haber ensayado en su sesión auto-
hipnotizante. Practica eso incansablemente y con la
frecuencia que puedas, y comenzará a tener un impacto
extremadamente brillante.

primera sesión

Acuéstese boca arriba y sienta las sensaciones en su cuerpo por un tiempo. Extiende las manos y los pies cómodamente para asegurarte de que estás completamente relajado.

Ahora quiero que concentres tu atención en tu aliento.

Quiero que respires profundamente y llenes el fondo de tus pulmones, haciendo que la parte inferior del vientre se eleve. Mantenga la respiración durante unos segundos y libere lentamente el aire mientras siente la caída inferior del vientre. Asegúrate de haber vaciado cada gota de aire de los pulmones.

Comience de nuevo notando lo fresco que es el aire mientras respira. Presta atención a llenar los pulmones inferiores con aire mientras sientes que el estómago se eleva de nuevo. Asegúrese de haber llenado los pulmones con aire que no puede tomar más.

Pausa durante unos segundos y suelta el aire

lentamente. Repita este proceso siete veces. Cada vez, imagina tu cuerpo relajándote y soltando toda la tensión que tienes.

Deja que todo se desvanezca mientras la arena se lava por el agua.

Ahora, trata de sentir cada pedacito de tu cuerpo. Fíjate en cualquier punto de tensión y sólo toma nota de ellos. Quiero que empieces a relajar tus músculos desde la parte superior de la cabeza hasta los dedos de los pies.

Tensa la corona de la cabeza y suelta la tensión, empujándola hacia el lado izquierdo de la cabeza.

Tensa el lado izquierdo de la cabeza y suelta cualquier tensión a la izquierda mientras lo empujas hacia el lado derecho de la cabeza. Haga lo mismo para el lado derecho de la cabeza y empuje la presión hacia la parte posterior de la cabeza.

Ahora, llama tu atención a tu frente. Tensa tu frente y elimina cualquier sensación tensa. Si todavía hay rastros de tensión, muévase a la ceja izquierda y derecha.

Cada vez, asegúrese de tensar cada parte y liberar la presión, empujando cualquier tensión residual que quede a la siguiente parte del cuerpo.

Haga esto dos veces ya que es un área crucial de estrés. Desde las cejas, baja a la nariz y tensa asegurándote de liberar la tensión después de unos segundos. Ahora ve a la región de la mandíbula y haz lo mismo.

Imagina toda tu tensión acumulada en la mandíbula. Muévelo hacia el cuello a través de la garganta. Esta vez también, tensa el cuello y suelta la tensión dos veces. Cuando termines, eres libre de moverte a tu región torácica.

Desde la región torácica, repita el mismo proceso, cubriendo cada parte sistemáticamente y sin descuidar ninguna región. Cuando se encuentre con un área con mucha tensión, tensela y suéltela dos veces y luego progrese a la otra parte.

Después de completar el ciclo de la región del pecho y el estómago, transfiera su atención a la parte superior de la espalda. Siente cualquier tensión presente en la escápula izquierda. La escápula es el hueso que está presente en la parte superior de la espalda.

Tense y liberar la tensión después de unos segundos. Transfiera la tensión a la escápula derecha y tens la tensa también. Suelte la tensión cada vez, asegurándose de transferir la presión izquierda a la siguiente parte del cuerpo.

Ahora continúe con el proceso hasta que llegue a su espalda baja. Asegúrese de liberar toda la tensión o llevar el residuo a la siguiente parte.

Ahora, lleva toda tu tensión a la punta de la columna vertebral, cerca del cuello, e imagina que se desliza hacia abajo para unir tanto las escápulas como la conexión a los hombros.

Concéntrate en los dedos de la mano izquierda ahora. Relájate y estira la mano. Tensa los músculos de la mano y transfiere a la muñeca cualquier tensión restante.

Añadir tensión y luego relajarse, moviendo a su antebrazo la tensión restante. Añade tensión, luego relájate y luego transfiere a la parte superior del brazo cualquier tensión restante.

Tensa, relájate y cambia a tu hombro cualquier tensión restante. Repita el mismo proceso para la mano derecha.

Cuando lleves la tensión final al hombro izquierdo, desliza ambas tensiones acumuladas hasta la columna vertebral y a través de las escápulas hasta las caderas.

Tensa las caderas y relájate. Imagina la tensión que queda dando vueltas en un círculo, simplemente disolviendo desapareciendo.

Tensa las caderas y relájalas de nuevo. Ahora, mueva cualquier tensión que quede en la dirección opuesta y piense en que está siendo arrastrado por una sensación de calma.

Mueva cualquier tensión residual a los muslos. Tensa ambos simultáneamente y relájate. Lleve cualquier tensión residual a las rodillas.

Tensa a los dos y relájate. Asegúrese de mantenerse al día de la tensión en movimiento para asegurarse de que las áreas están libres de tensión.

Baja a las espinillas, tensándolas y relajándolas simultáneamente después de unos segundos.

Lleve cualquier tensión residual a los terneros. Tenséalos y relájalos dos veces. Esta es una área significativa de tensión. Presta mucha atención a ella mientras transfieres cualquier tensión residual a los tobillos. Tensa y relaja los tobillos dos veces también. Muévete a los talones y haz lo mismo.

Tensa y relajalos a pie. Suelte toda la tensión y transfiera cualquier tensión izquierda a los dedos de los dedos. Imagina toda la tensión que rezuma de las puntas de los dedos de los dedos de los dedos. Ahora te sientes relajado y listo para encontrarte con el próximo viaje al sueño.

Ahora, con su cuerpo completamente relajado acostado en la cama, sienta que su cuerpo se está volviendo más ligero y ligero. Puedes imaginarte flotando y dirigiéndote a las nubes.

Quieres ir y acostarte en los cojines de las nubes. Tu cuerpo, mente y espíritu están tranquilos. Ahora estás en medio de pesadas nubes acolchadas. Puedes sentirlos cómodamente frotándose sobre tu piel a medida que te desvíes hacia más comodidad en las nubes.

Siguen viniendo y los que son más cómodos siguen apareciendo. También puedes sentir una ligera brisa suave que te aleja. Estás relajado.

Ahora imagínate acostado en un barco a la deriva que sigue remando de lado a lado en un río de movimiento lento. Las nubes siguen siendo tu cojín y es lo más cómodo que has experimentado.

No te preocupa a dónde fluye el río; usted está a la deriva con él, dejando que el remo y la comodidad de la manta de nubes sea el centro de su atención. Estás en un ambiente seguro. Dondequiera que vayas es un lugar familiar. Siempre puedes encontrar el camino de regreso a casa.

Mira los lados del barco. Mira lo hermosos que son

los árboles a cada lado, inclinándose un poco más cerca del río. Observe cómo forman un dosel protector a su alrededor, protegiéndolo del sol y los fuertes vientos. Es refrescante y tranquilo, lo correcto para ti.

Los pájaros cantan con canciones adormeciendo. Te gusta la canción. Te gusta el lugar. Hay rayos de sol mirando a través de grietas desde el dosel, dándole una sensación cálida. El barco sigue remando.

La comodidad de las nubes todavía te envuelve. No hay concepto de tiempo en este espacio también. El tiempo es totalmente quieto. Su única preocupación es la sensación relajada que se ha apoderado de su cuerpo. Se pueden sentir los sonidos del río fluyendo; es tan suave y pacífico pero confiado.

Esto te hace sentir libre de estrés y calma. No tienes ningún cuidado en el mundo.

Respira dos últimas respiraciones profundas. El propósito es poner su cuerpo en una relajación más profunda a medida que se prepara para derivar en el sueño profundo. Siéntase hundirse aún más en su

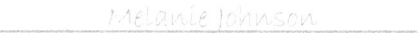

cama mientras se aleja hacia un sueño profundo.
Estás en paz y a salvo.

segunda sesión

Comience en una posición cómoda. Acuéstese boca arriba con las manos a los lados o en los muslos. Usted tiene permiso para cambiar de posición en cualquier momento para garantizar la máxima comodidad, pero por ahora, comience por acostarse cómodamente sobre su espalda.

Haz una exploración mental rápida en tu cuerpo para cualquier área con tensión. Tome esta nota de tiempo, completamente, cómo se siente su cuerpo. En esta sesión, su enfoque será liberar todo tipo de tensión en su cuerpo y silenciar la mente.

Tan pronto como tu mente esté en blanco y libre de ira y ansiedad, te encontrarás fácilmente engullido por un sueño tranquilo.

Exhala lentamente, expulsando cualquier tensión.

Podrías estar pensando en lo que lograste hoy y en lo que necesitarás lograr mañana.

Tal vez usted está preocupado por una situación

específica o individuo. Tal vez le preocupan las circunstancias que le rodean en un momento dado. Idealmente, usted sería capaz de identificar lo que le está afectando.

Para lograr la relajación y eventualmente dormir, debes borrar todo de tu mente para que mañana estés relajado, alerta y capaz de manejar tus responsabilidades con una mentalidad positiva.

Tómate un tiempo para meditar sobre lo que sueles hacer antes de dormir. Durante los próximos minutos, haz cualquier preocupación o meditación que decidas. Ahora deberías borrar todo de tu mente. Tu enfoque no debe estar en otra cosa en este momento que no sea despejar tu mente.

Tome este momento para tener en cuenta plenamente cómo se siente su cuerpo.

¿Dónde está toda la tensión acumulada almacenada hoy en día? Enfoca toda tu energía en el área de tu cuerpo que está experimentando la mayor tensión. Enfoca toda tu energía en el punto más pequeño de tensión. Respira hondo y rodea la tensión, y mientras exhalas esa respiración, libera toda la tensión con un suspiro de alivio.

Presta atención a la zona de tu cuerpo que es la más relajada. Siente la relajación con cada respiración que tomes. Deja que la sensación de relajación explore tu cuerpo cada vez más.

A medida que sientas que el sueño rezuma en tu sistema, siente que tu mente se adentra cada vez más en la sensación de calma.

Durante los siguientes minutos, puedes decidir concentrarte en la cuenta atrás mientras respiras, y estar más y más relajado con cada respiración que tomas o a medida que continúas contando. Centra tu energía y atención en el número uno y respira tranquilamente.

Mientras respiras, tómate tu tiempo para contar de uno, llegando lentamente a diez a medida que te vuelves más tranquilo y tu cuerpo más relajado. A medida que sueltes, debes permitirte ahogarte en tu relajación y arremete en un profundo y refrescante sueño. Continúe respirando y cuente conscientemente conmigo.

Uno, sigue centrándote en el número uno mientras respiras.

Dos, puedes sentirte progresivamente hundido en la relajación. Cuanto más profundo vayas, más calmado te pones. Revolcarse en paz.

Tres, deja que toda la tensión y la negatividad escapen de tu cuerpo. Deja que el descanso y la relajación llenen todo tu ser. Concéntrese en su respiración y los números.

Imagínate el número cuatro mientras te hundes más profundamente en la relajación. Usted puede sentir el movimiento de relajación en todo el cuerpo, desde sus pies hasta sus brazos. Sientes que tu cuerpo se vuelve más pesado y más sustancial debido a la relajación.

Enfoca toda tu energía restante en el número cinco. Permita que su cuerpo y mente se hundan más y más profundo.

Seis, usted está experimentando una relajación intensa.

Siete, acepta la calma que está abrazando tu cuerpo y tu mente.

Ocho, relajación pacífica e intensa.

Nueve ahora permiten que su mente se hunda más en

profundidad con una falta de dirección.
Diez, la relajación fluye por todas partes.

CPSIA information can be obtained
at www.ICGtesting.com
Printed in the USA
BVHW040811190121
598054BV00006BA/319